DE

LA SYPHILIS VAGINALE

SECONDAIRE

PAR

Georges PRIEUR

DOCTEUR EN MÉDECINE DE LA FACULTÉ DE PARIS

Médecin stagiaire au Val-de-Grâce

PARIS

ALPHONSE DERENNE

52, Boulevard Saint-Michel, 52

1881

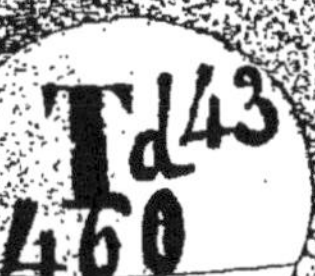

DE

LA SYPHILIS VAGINALE

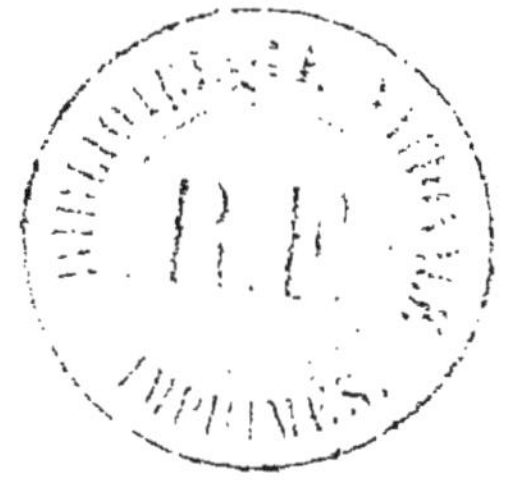

SECONDAIRE

PAR

Georges PRIEUR

DOCTEUR EN MÉDECINE DE LA FACULTÉ DE PARIS

Médecin stagiaire au Val-de-Grâce.

PARIS

ALPHONSE DERENNE

52, Boulevard Saint-Michel, 52

1881

A MON PÈRE ET A MA MÈRE

A MON AMI, ÉMILE BOUCHET

A MES PARENTS

A MES AMIS

A M. LE DOCTEUR MARTINEAU

Médecin de l'hôpital Lourcine

A MON PRÉSIDENT DE THÈSE

M. LE PROFESSEUR FOURNIER

DE LA

SYPHILIS VAGINALE SECONDAIRE

INTRODUCTION

Les manifestations secondaires de la syphilis sur les muqueuses ont une très grande importance : « beaucoup de syphilitiques échappent aux accidents graves, aux accidents tertiaires consécutifs, mais on peut le dire hardiment, il n'en est aucun qui n'ait à compter avec la plaque muqueuse des muqueuses ; pour beaucoup la vérole se résume en ceci : un chancre, une roséole fugitive et par la suite, des plaques muqueuses, des récidives de plaques muqueuses et toujours des plaques muqueuses » (Jullien) (1).

Sur la muqueuse vaginale, les accidents secondaires se développent rarement et ont été peu étudiés. On a décrit les syphilides de l'entrée du vagin, de l'anneau vulvo-vaginal ; mais là, les lésions sont vulvaires et non pas vaginales, puisque les travaux de M. Budin ont démontré que le vagin s'arrête au niveau de l'hymen, qui doit être con-

1. Jullien. *Traité des maladies vénériennes*. Paris 1875.

sidéré comme sa terminaison à l'orifice vulvaire. « Si rares que soient les lésions secondaires du vagin, elles le sont moins qu'on le dit, qu'on le croit généralement. La raison en est simple. C'est que pour trouver ces lésions, il faut les chercher. Or, on ne s'astreint pas toujours à visiter au spéculum une femme syphilitique et moins encore à répéter cet examen d'une façon assidue. De sorte que les syphilides génitales internes, ne s'accusant d'ailleurs par aucun phénomène et ne déterminant aucune douleur, échappent souvent à l'observateur » (Fournier) (1). D'une manière générale, le vagin est rarement atteint par les accidents des diverses périodes de la syphilis et on a donné pour explication de ce fait, la structure de la muqueuse vaginale munie de nombreuses couches d'épithélium et dépourvue de glandes. On a même invoqué une immunité particulière du vagin, analogue à celle de la face pour le chancre mou, la gale, le psoriasis, à celle de l'œsophage pour la diphthérie, des voies respiratoires pour le muguet.

Et en parcourant les traités généraux publiés sur la syphilis, on est frappé de la diversité d'opinion des auteurs. Les uns admettent que ces accidents secondaires peuvent se montrer sur la muqueuse vaginale, les autres soutiennent le contraire.

Parmi les derniers, on compte MM. Lancereaux, Cornil et Jullien.

M. Lancereaux (2) dit que « le vagin est rarement affecté dans les diverses périodes de la syphilis. Jusqu'ici, du

1. A. Fournier. *Leçon sur la syphilis des femmes*. Paris, 1873.
2. Lancereaux. *Traité général de la syphilis*. Paris 1866.

moins, on connaît peu d'altérations de ce conduit auxquelles il soit possible d'attribuer *sûrement* une origine syphilitique. »

M. Cornil affirme que « le vagin ne présente pas de plaques muqueuses (1). »

Enfin, dans le livre de M. Jullien (2) on trouve le passage suivant : « Dans le vagin, au-delà de l'anneau vulvaire, qui en marque la limite inférieure, rien de plus rare que les lésions syphilitiques. Je dirais même rien de plus problématique. »

D'un autre côté, d'après M. Langlebert (*Traité pratique des maladies vénériennes*, 1864) « les plaques muqueuses sont rares dans le vagin. Elles en occupent le plus souvent, lorsqu'elles existent, les parties profondes, où elles se montrent sous la forme de taches opalines et peu saillantes. »

Rollet (*Traité des maladies vénériennes*, 1865), dit que « on trouve aussi des plaques muqueuses dans le fond du vagin, au pourtour du col, et dans les culs-de-sac. Elles sont opalines, à peines saillantes. »

M. le professeur Fournier a le premier étudié avec soin les syphilides vaginales et décrit leurs caractères. D'après lui, ces lésions sont moins rares qu'on le croit généralement. Par rapport aux syphilides vulvaires et utérines, il a obtenu la proportion suivante :

Syphilides muqueuses de la vulve.	522	cas
— du col utérin. . . .	25	»
— du vagin	9	»

1. Cornil. *Leçons sur la syphilis*, 1879.
2. Jullien. *Traité des maladies vénériennes*, 1879.

M. Martineau (1) a consacré deux de ses leçons cliniques à l'étude de la syphilis secondaire du vagin et de l'utérus. D'après les faits qu'il a observés depuis trois ans, il admet l'exactitude de cette proportion par rapport aux syphilides vulvaires, mais il ne croit pas qu'il y ait une aussi grande différence, au point de vue de la fréquence, entre les syphilides utérines et vaginales. D'après lui (2), les manifestations secondaires syphilitiques siègent à peu près également sur l'utérus et le vagin.

La rareté des manifestations secondaires de la syphilis sur le vagin, et la négation de leur existence sur la muqueuse de ce conduit par quelques auteurs, nous ont engagé à les choisir comme sujet de ce travail.

Nous avons divisé notre sujet en cinq parties :

1° Étiologie ;

2° Symptomatologie ;

3° Diagnostic ;

4° Pronostic ;

5° Traitement.

Avant d'aller plus loin, nous devons remercier M. le professeur Fournier d'avoir bien voulu accepter la présidence de notre thèse.

Qu'il nous soit aussi permis d'exprimer à M. le docteur Martineau, qui nous a inspiré le sujet de cette étude, et nous a aidé de ses lumières et de ses conseils, l'expression de notre plus vive reconnaissance.

1. Fournier. *Leçons sur la syphilis des femmes.*

2. Martineau. *Leçons cliniques sur la syphilis secondaire du vagin et de l'utérus. Union Médicale*, mai 1880.

CHAPITRE I

ETIOLOGIE

La cause générale et prédisposante sous l'influence de laquelle se produisent les accidents qui nous occupent, est la syphilis constitutionnelle.

Ces manifestations locales varient sous l'influence de causes générales bien déterminées, telles que : le tempérament, l'âge de la syphilis, l'absence de traitement antérieur, l'hygiène des malades. Nous ne ferons que mentionner ces causes, pour arriver aux causes locales, qui offrent un grand intérêt et une importance tout à fait spéciales.

De même, que les syphilides vulvaires se développent surtout chez les femmes, qui, par une pudeur exagérée ou une incroyable incurie, ne prennent aucun soin de leurs parties génitales : de même, l'apparition des syphilides vaginales est favorisée par la malpropreté et l'absence de toute injection détersive dans la cavité du vagin. Alors, cette cavité est transformée en sorte de cloaque où s'accumulent et se décomposent les produits de sécrétion des muqueuses vaginales et utérine, qui sont une cause d'irritation. Et si à cela, se joint une affection, soit de l'utérus, soit du vagin, les liquides pathologiques irriteront encore la muqueuse et faciliteront la production et le développement des syphilides.

Nous pensons, pour la même raison, qu'on doit attribuer une certaine influence aux excès de coït! On peut dire, en somme, que l'apparition et la fréquence de ces lésions seront subordonnées aux soins de sa personne que la malade prendra, et aux exigences de sa profession, qui pourront lui rendre difficiles ou impossibles les soins de propreté et de continence, indispensables pour prévenir l'irritation de la muqueuse vaginale.

De ces conditions, résultent les indications thérapeutiques.

CHAPITRE II

SYMPTOMATOLOGIE

Nous étudierons, dans ce chapitre, les caractères généraux des syphilides vaginales et les caractères spéciaux à chaque forme.

Caractères généraux. — Ces caractères généraux peuvent se subdiviser en caractères communs à toutes les syphilides muqueuses et en caractères particuliers aux syphilides vaginales.

Toutes les syphilides muqueuses ont, d'après M. le professeur Fournier, les caractères suivants :

I. Ce sont des lésions à développement spontané. Dans le cours de la maladie, les lésions se produisent comme les syphilides, comme tous les accidents consécutifs, sous la seule influence de la diathèse acquise, de l'impulsion diathésique.

II. Elles sont toutes sécrétantes, de là le nom de syphilides humides, qui leur est souvent appliqué. A quelque variété qu'elles appartiennent, toutes ces syphilides sécrètent plus ou moins ; peu, quand elles sont simplement érosives : davantage, quand elles sont ulcéreuses.

III. Les syphilides muqueuses sont toutes des lésions non inoculables au sujet qui les porte.

M. le professeur Fournier a fait des milliers d'expériences et elles ont toutes donné des résultats négatifs.

IV. Les syphilides muqueuses sont toutes des lésions de nature contagieuse. Ce sont elles qui, plus que tout autre accident syphilitique, fomentent et perpétuent la vérole dans notre société.

Elles sont bien plus fréquentes que le chancre ; elles figurent cinq, dix, quinze, vingt fois dans le cours d'une vérole et se répètent parfois à satiété dans les trois ou quatre premières années de l'infection. Ce sont des lésions ignorées à force d'être bénignes. Ce sont enfin des accidents souvent assez tardifs et se produisant à une époque où les malades, croyant en être quittes avec la vérole, ne se tiennent pas en garde contre le risque de la communiquer.

V. — Elles sont douées d'une faculté surprenante de récidive, d'une puissance vraiment extraordinaire de repullulation.

VI. — Elles sont facilement curables.

M. le professeur Fournier (1) a le premier établi une classification des syphilides muqueuses, qui, jusque-là avaient été désignées sous le nom général de plaques muqueuses.

Il les divise en quatre classes :

1° *Syphilides érosives.* — Érosions superficielles du derme muqueux ;

2° *Syphilides papulo-érosives.* — Papules à surface érosive et secrétante ;

3° *Syphilides papulo-hypertrophiques.* — Papules gigantesques déformées par l'exubérance même de leur développement, et constituant des masses végétantes, de véritables tumeurs muqueuses ;

1. A. Fournier. — De la contagion syphilitique. Thèse de Paris, 1860.

4° *Syphilides ulcéreuses.* — Elles entament le derme muqueux, le creusent à une certaine profondeur comme font, par exemple, l'impétigo et l'eczéma pour le derme cutané.

De ces quatre formes de syphilides, il n'en existe que trois sur la muqueuse vaginale : la disposition anatomique de la région ne permet pas la formation et le développement de syphilides papulo-hypertrophiques. Avant de passer à la description de chacun des types, nous allons parler des caractères communs des syphilides vaginales.

Caractères des syphilides vaginales. Siège. — Ces syphilides ont pour siège habituel l'ampoule supérieure du vagin; on les rencontre quelquefois, mais rarement, dans le segment antérieur.

Formes. — On observe presque toujours le type papuleux ; la forme érosive est beaucoup moins fréquente et la forme ulcéreuse excessivement rare.

Sur 21 observations, recueillies dans le service de M. Martineau, nous avons trouvé :

Syphilide érosive	4 cas
Syphilide papuleuse.	16 cas
Syphilide ulcéreuse	1 cas

Nombre. — Elles sont ordinairement peu nombreuses ; on en trouve habituellement quatre ou cinq ; dans l'observation V on n'a qu'une seule papule. Mais leur nombre peut s'élever au-delà ; dans l'observation II, il en existait une quinzaine.

Apparition. — Elles apparaissent de la sixième à la huitième semaine après le début de l'affection, mais elles peuvent apparaître beaucoup plus tard. Dans l'observation V, elles se sont montrées dix mois après les premières manifestations syphilitiques et dans l'observation VII un an et demi après.

Gravité. — Elles disparaissent facilement par le traitement. Leur durée moyenne est d'une dizaine de jours. Elles ne s'accompagnent pas de complications et le vagin reste sain, « à moins qu'une vaginite, une blennorrhagie ne coexiste avec la syphilis » (Martineau). Telle paraît n'être pas l'opinion de M. Cornil (1) qui dans ses leçons cliniques, a dit : « Une vaginite franche, caractérisée par la tuméfaction intense, par la rougeur, par le catarrhe vaginal purulent épais, par l'hypertrophie et la rougeur des villosités saillantes et des plis du vagin, peut se montrer en même temps que la syphilis et les plaques muqueuses. L'entrée du vagin est alors resserrée, contractée et l'introduction du spéculum est douloureuse.

Mais, en outre de cette vaginite, qui est indépendante de la syphilis, on trouve habituellement dans la syphilis, un certain degré moins intense d'inflammation du vagin, qui se traduit par un peu de rougeur et par de la leucorrhée vaginale. Cependant le vagin ne présente pas de plaques muqueuses. Cette vaginite est due à une inflammation de voisinage causée par les plaques muqueuses confluentes, qui existent à la vulve et aussi aux phénomènes qui se passent du côté du col de l'utérus. » Dans ce passage, M. Cornil attribue au développement des syphilides utérines la production d'une vaginite. A plus forte raison, les

1. Cornil. *Leçons sur la syphilis,* 1873.

syphilides vaginales doivent-elles aussi la déterminer? Mais il n'en est pas ainsi : si nous consultons nos observations, nous trouvons que la plupart des malades avaient les parois vaginales absolument saines. Dans l'observation VI, la vaginite était de nature blennorrhagique. M. Martineau a beaucoup insisté sur ce point dans ses leçons cliniques : chez deux de ses malades, qui, en même temps que les syphilides vaginales, avaient une vaginite, cette dernière était dans un cas, de nature blennorrhagique, dans l'autre, de nature herpétique.

I. — *Syphilide érosive.*

La forme érosive est caractérisée par de petites érosions superficielles, absolument plates, de niveau avec les surfaces voisines. Ces érosions sont constituées par de simples exfoliations épithéliales. Elles sont le plus souvent petites, variant de l'étendue d'une lentille à celle d'une pièce de 20 centimes; rarement elles se réunissent pour former une petite nappe érosive d'une largeur plus considérable.

Leur forme est variable ; elles sont ordinairement arrondies, mais elles peuvent être elliptiques ou ovalaires.

Elles tranchent par leur couleur rouge sur la surface rosée de la muqueuse saine; ou bien elles ont la même couleur et ne s'en distinguent que par le dépoli de leur surface ; très souvent elles ont une teinte blanchâtre ou opaline. Elles sécrètent une sérosité jaunâtre, pyoïde plutôt que purulente (Fournier) ; et cette sécrétion, en se concrétant, leur donne cette couleur blanche ou opaline, dont nous venons de parler.

Ce sont des lésions indolores, non prurigineuses, ne déterminant pas de complications inflammatoires. « C'est de toutes les formes de syphilides la plus précoce dans son apparition. On les voit quelquefois entourer le chancre, vers la période de déclin de celui-ci, sous forme d'érosions lenticulaires, rosées, qui constituent alors la première expression de la syphilis constitutionnelle, évoquée par l'irritation locale que cause le chancre ; dans quelques cas, le chancre disparaissant peu à peu est envahi par la confluence de ces érosions, qui s'assimilent les restes de son induration et constituent alors, par une sorte de transformation *in situ*, un accident secondaire (Spillmann) (1). »

Sous l'influence du traitement local, elles disparaissent en peu de jours.

Observation I

Marie D..., âgée de 22 ans, entre à la salle Saint-Alexis, n° 17, le 10 août 1880 (service de M. Martineau).

Antécédents. — Réglée à 15 ans, déflorée à 16 ans. Les règles sont toujours régulières. Pas de grossesse, ni fausses couches. Elle entre pour des boutons parus à la vulve, il y a deux mois.

État actuel. — A l'examen local, on trouve des syphilides papulo-érosives dans les plis génito-cruraux ; les grandes lèvres tuméfiées présentent des syphilides papulo-érosives à leur face externe et sur leur bord libre et des

1. Spillmann. *Des syphilides vulvaires* 1869.

syphilides érosives à leur face interne. Plaques érosives sur les petites lèvres.

Plaque papulo-érosive de chaque côté de l'anus. Au toucher, on trouve l'utérus en rétroversion, l'orifice du col est arrondi, peu entr'ouvert ; adéno-lymphite double vers les culs-de-sac latéraux, sur les côtés de l'utérus.

Au spéculum, le col paraît rouge, dirigé en haut; sur sa lèvre postérieure on aperçoit de petites taches rouges. Sur les parois antérieures et postérieures du segment supérieur du vagin, apparaissent de petites érosions, au nombre de 7 à 8, du volume d'une tête d'épingle, érosions superficielles, d'une couleur opaline. Le vagin n'est pas rouge.

Sur le corps, roséole généralisée (les taches ont sur l'abdomen une disposition circinée).

Adénopathie inguinale double. Alopécie depuis deux mois.

Diagnostic. — Syphilides vulvaires, anales cutanées, utérines et *vaginales*.

Traitement. — Liqueur de Van Swieten ; bains de sublimé.

16 *août.* — La roséole a disparu ; les syphilides vaginales sont dans le même état.

23 *août.* — Les syphilides vaginales ont disparu.

Observation II

Adeline D..., âgée de 40 ans, entre le 27 juillet 1880, à la salle Saint-Alexis, lit n° 17 (Service de M. Martineau).

Réglée à 17 ans ; règles régulières, sans douleurs.

Déflorée à 17 ans, mariée à 37 ans. Entre pour « boutons » au fondement et éruption cutanée, parus depuis un mois et demi. Son mari est devenu malade pendant les fêtes du jour de l'an : il a eu à la verge des boutons, accompagnés d'un gonflement assez considérable et n'a suivi aucun traitement.

État actuel. — Un peu de pus à l'urèthre dont l'entrée est rouge. Plaques papulo-érosives à l'anus ; un peu de rougeur à l'anneau vulvaire, petite érosion à l'entrée de la glande vulvo-vaginale.

Au spéculum, on trouve dans le segment postérieur du vagin, et dans le cul-de-sac postérieur seulement, trois ou quatre petites érosions de la largeur d'une lentille, superficielles et d'une couleur rougeâtre ; on en trouve une dizaine dans le segment antérieur du vagin, mais elles sont beaucoup plus petites et distribuées également sur les deux faces de ce conduit.

Le vagin a une couleur normale. Adénopathie bi-inguinale. Plaques muqueuses interdigitales aux pieds. Plaques muqueuses à la lèvre inférieure, sur les amygdales et les piliers. Roséole pâle et taches pigmentaires au-dessous des seins. Adénite cervicale. Pas d'alopécie.

Diagnostic. — Syphilides anales, *vaginales* et interdigitales.

Traitement. — Liqueur de Van Swieten. Bains de sublimé avec canule vaginale.

2 *août.* — Les syphilides sont en voie de guérison.

9 *août.* — Les syphilides vaginales sont complètement disparues.

16 *août.* — Exeat.

Observation III

Marie V..., âgée de 17 ans, entre le 3 août 1880, à la salle Saint-Alexis, lit n° 33 bis. (Service de M. Martineau).

Antécédents. — Réglée à 13 ans et demi ; les règles sont régulières. Déflorée à 17 ans ; pas de coït depuis deux mois. Elle entre pour des douleurs à la marche et des boutons parus à la vulve depuis un mois.

État actuel. — Syphilides papulo-squamu ses à la face interne des cuisses. Plaques papulo-hypertrophiques dans les plis génito-cruraux. Plaques papulo-hypertrophiques et érosives sur les grandes lèvres et surtout sur la grande lèvre droite.

On trouve aussi des plaques érosives dans le sillon inter-fessier, papulo-érosives au pourtour de l'anus. Pus à l'urèthre. Au toucher, on trouve un petit ganglion dans le cul-de-sac latéral gauche ; l'orifice du col n'est pas entr'ouvert.

Au spéculum, on voit le col légèrement rouge avec quelques érosions sur la lèvre antérieure. Il existe une petite érosion plus considérable à la partie inférieure du méat cervical avec teinte rouge grisâtre et bords irréguliers.

Sur la paroi antérieure du segment postérieur du vagin, on aperçoit deux ou trois petites érosions irrégulières, du volume d'un grain de chénevis, d'une coloration rougeâtre ; on en voit cinq ou six dans le cul-de-sac postérieur.

Le vagin n'est pas rouge autour de ces érosions.

Alopécie, adénopathie inguinale double, syphilides papulo-squameuses sur la partie supérieure du thorax.

Plaques amygdaliennes.

Diagnostic. — Uréthrite. Syphilis. Syphilides vulvaires et *vaginales.*

Traitement. — Liqueur de Van Swieten. Bains de sublimé avec canule vaginale. Vinaigre de Pennès sur syphilides vulvaires.

9 *août.* — Même état.

16 *août.* — Les syphilides vulvaires et amygdaliennes persistent. Les syphilides vaginales sont guéries.

23 *août.* — Amélioration légère.

30 *août.* — Les syphilides vulvaires s'affaissent.

6 *septembre.* — Toujours un peu de pus à l'urèthre. Les syphilides sont presque guéries.

II. — *Syphilide papulo-érosive.*

Synonymes : syphilide papulo-muqueuse, papuleuse humide, tubercule muqueux, tubercule plat, plaque muqueuse, etc.

M. le professeur Fournier attribue à cette forme les caractères suivants.

Comme lésion, elle consiste en ces deux caractères :

1° C'est une papule ;

2° C'est une papule humide, sécrétante.

Cette papule est aplatie, discoïde, c'est même, à vrai dire, un plateau plus exactement encore qu'une papule. Ce plateau est légèrement soulevé au-dessus du plan des parties voisines. On dirait que, pour le constituer, l'exsudation néoplasique s'est étalée en forme de ménisque, induction que vérifie d'ailleurs l'examen histologique de la lésion.

La papule muqueuse est presque toujours arrondie, circulaire. Très souvent régulièrement cerclée, et dans ce cas orbiculaire de contour et convexe de relief, elle ressemble tout à fait à une petite pastille que l'on aurait déposée sur les téguments. D'autres fois elle est ovalaire, allongée, elliptique. Ses dimensions sont comparables à celles d'une lentille ou d'une pièce de cinquante centimes. On trouve des papules comparables à une pièce de un franc ; il en est enfin, mais très rarement, qui excèdent quelque peu cette dimension.

En second lieu, la surface de la papule muqueuse est dénudée, privée de l'épithélium, qui revêt normalement le derme muqueux. Elle est donc humide et sécrétante comme une érosion, comme une plaie. Elle ne fournit toutefois qu'un suintement léger de sérosité trouble, qui tache le linge à la façon du liquide d'un vésicatoire et dans lequel le microscope révèle un mélange de leucocytes et de cellules épithéliales. Ce suintement exhale une odeur fade, légèrement fétide, laquelle, quoi qu'on en ait pu dire, ne présente rien de spécial, ni encore moins de pathognomonique.

Par la malpropreté, cette odeur s'exagère souvent pour devenir nauséeuse, repoussante.

La papule muqueuse a une constitution anatomique des plus simples. Depuis longtemps les cliniciens la considéraient comme « une turgescence hypertrophique des couches superficielles du derme. » Le microscope n'a fait que confirmer cette manière de voir en demontrant que la lésion consiste simplement « en une hypertrophie des papilles du derme, avec prolifération surabondante d'éléments cellulaires embryoplastiques. »

Donc, en tant que lésion, la papule muqueuse est constituée :

1° Par un processus hyperplasique, ayant pour résultat d'hypertrophier les papilles du derme et d'accumuler autour d'elles de nombreux éléments embryoplastiques (de là résulte le néoplasme qui se traduit cliniquement par le soulèvement du derme et la rénitence du ménisque papuleux);

2° Par un processus érosif, lequel détermine le décollement, puis la chute de l'épithélium et laisse à nu de la sorte le ménisque papuleux.

Dans le vagin, les syphilides papuleuses se présentent, sous forme de petites papules aplaties, érosives, rondes ou ovalaires, du diamètre d'une lentille ou d'une pièce de vingt centimes tout au plus. Elles sont parfois rosées, c'est-à-dire d'une couleur qui tranche peu sur celle du vagin. Plus souvent, et c'est même là leur caractère le plus saillant, elles sont blanchâtres, opalines ou d'un blanc gris, jaunâtre, qui contraste avec la teinte de la muqueuse voisine. Assez fréquemment aussi leur contour est bordé d'un liseré rougeâtre ou carmin » (1). C'est la forme de syphilides la plus fréquemment observée ; ordinairement, il existe plusieurs papules, mais il peut n'y en avoir qu'une seule, comme le prouve l'observation V. Elles apparaissent à des époques très diverses ; dans l'une de nos observations (VII), elles se sont montrées plus d'un an et demi après l'accident primitif. Pour la vulve, on a fait la remarque

1. Fournier. *Leçons sur la syphilis de la femme.*

« que toute papule vulvaire a également son vis-à-vis. » M. le professeur Fournier a démontré la fausseté de cette assertion. Il en est de même pour le vagin ; on en observe souvent sur la face antérieure, alors qu'il n'en existe pas sur la face postérieure de ce conduit, ou bien s'il en existe sur les deux faces, elles ne sont pas symétriquement placées.

Ces lésions sont essentiellement indolentes, elles ne déterminent pas de prurit, ni de phénomènes inflammatoires.

Elles sont enfin remarquables par leur résolution hâtive et leur facile curabilité. Sous l'influence du traitement local ou même de simples soins hygiéniques, on les voit diminuer, se flétrir, s'atrophier et se résoudre en quelques jours.

Observation IV

Anna S..., âgée de 22 ans, entre à la salle Saint-Alexis, n° 7, le 27 juillet 1880 (Service de M. Martineau).

Antécédents. — Réglée à 14 ans, déflorée à 18 ans. Règles faciles, régulières. Elle a toujours eu de la leucorrhée. Elle entre pour un « bouton » paru sur la grande lèvre gauche, depuis quinze jours.

État actuel. — A l'examen des organes génitaux, on trouve une petite érosion grisâtre située près de l'hymen à la partie supérieure et à droite. Deux autres à bords rouges apparaissent à la face interne de la petite lèvre gauche ; la plus considérable a la grosseur d'une lentille. Elles ont été cautérisées par la malade.

Au toucher, on trouve l'utérus en antéversion ; l'orifice

du col est un peu entr'ouvert. Adéno-lymphite double vers les culs-de-sac latéraux, sur les côtés de l'utérus.

Au spéculum, le col présente les érosions folliculaires et l'écoulement muco-glutineux de la métrite. Dans le cul-de-sac droit, on voit deux ou trois petites papules, grisâtres, du volume d'une lentille ; sur la paroi antérieure du segment postérieur du vagin, on en trouve quelques autres, du même volume, mais d'une couleur rougeâtre.

Le vagin a sa coloration normale.

Adénopathie inguinale double. Pas d'alopécie. Gorge rouge.

Diagnostic. — Syphilides vulvaires et *vaginales.*

Traitement. — Liqueur de Van Swieten. Bains de sublimé. Irrigations vaginales au chloral.

2 *août.* — Même état.

16 *août.* — Il existe encore quelques syphilides sur la paroi antérieure du vagin.

28 *août.* — Les syphilides vaginales ont disparu.

Observation V

Blanche B..., âgée de 17 ans, entre le 15 avril 1880, à la salle Saint-Louis, lit n° 31 (Service de M. Martineau).

Antécédents. — Réglée à 12 ans ; règles faciles et régulières. Déflorée à 13 ans et demi. Une fausse couche au mois de septembre 1879. Au mois de novembre, elle est entrée à la salle Saint-Clément pour végétations et plaques à la vulve ; là elle a suivi un traitement mercuriel (liqueur de Van Swieten). Elle avait eu les premières manifestations syphilitiques quatre mois auparavant, c'est-à-dire au mois de juillet 1879.

État actuel. — Sur les cuisses on constate des cicatrices de syphilides papulo-ulcéreuses.

Sur les grandes et petites lèvres, syphilides hypertrophiques ulcéreuses ; syphilide ulcéreuse de la fourchette.

Dans le cul-de-sac latéral gauche, on aperçoit une plaque saillante, non ulcéreuse, du volume et de la grandeur d'un pois, tranchant par sa coloration blanchâtre sur la coloration rosée du vagin.

Diagnostic. — Syphilides vulvaires et syphilide *vaginale.*

Traitement. — Liqueur de Van Swieten. Bains de sublimé. Irrigations vaginales au chloral. Cautérisation au nitrate d'argent.

27 *avril.* — La plaque vaginale s'affaisse.

9 *mai.* — Les plaques vulvaires et vaginale ont presque disparu.

23 *mai.* — La malade est absente.

9 *août.* — Sortie. Les syphilides ont disparu.

Observation VI

Clémence Ch..., âgée de 20 ans, entre le 28 décembre 1880, à la salle Saint-Louis, lit n° 33 (Service de M. Martineau).

Antécédents. — Réglée à 16 ans, règles faciles, abondantes. Déflorée à dix-sept ans. Entre pour « boutons » apparus à la vulve depuis huit ou dix jours.

État local. — Syphilides érythémateuses à la face interne des cuisses. Plaques papulo-érosives sur le bord libre des grandes lèvres. Anus infundibuliforme, relâchement du sphincter. Folliculite à la marge de l'anus et plaque érosive sur sa face postérieure. Rougeur de l'anneau vulvaire. Pus à l'urèthre.

Au toucher, l'orifice du col paraît un peu entr'ouvert. Adéno-lymphite gauche, au spéculum, on voit des érosions folliculaires sur le col ; le méat est légèrement entr'ouvert ; écoulement muco-glutineux de la métrite. Le vagin est très-rouge et purulent.

Adénopathie inguinale double. Syphilides papulo-squameuses sur le tronc. Pas d'alopécie ni de céphalée.

Diagnostic. — Syphilides vulvaires, anales et cutanées. Vaginite blennorrhagique. Métrite.

Traitement. — Liqueur de Van Swieten. Bains de sublimé. Irrigations vaginales au chloral.

14 *janvier.* — Même état.

21 *janvier.* — Pas d'examen à cause d'indisposition.

28 *janvier.* — Les syphilides vulvaires s'affaissent. Le vagin est encore rouge et purulent.

11 *février.* — Les syphilides ont en partie disparu. On constate par le toucher une adéno-lymphite double vers les culs-de-sac latéraux, sur les côtés de l'utérus. Au spéculum on aperçoit sur la face antérieure du segment postérieur du vagin, des syphilides papuleuses, petites, nombreuses, rouges et entourées d'un cercle épidermique, ce qui les différencie des granulations de la vaginite. La forme papuleuse les distingue de l'herpès. Il existe aussi quelques syphilides isolées sur la paroi postérieure.

Dans le segment antérieur et sur la paroi antérieure, on en trouve deux ou trois, qui ont les mêmes caractères.

21 *février*. — Sortie de la malade.

Observation VII

Augustine R..., 23 ans, entre le 27 juillet 1880, à la salle Saint-Alexis, lit n° 26 (service de M. Martineau).

Antécédents. — Réglée à 13 ans et demi ; déflorée à 14 ans. Elle a été soignée à Saint-Lazare pendant toute l'année dernière pour un œsthiomène. Elle a eu la syphilis six mois avant d'aller à Saint-Lazare et a été soignée en ville. Elle entre pour des ulcérations à la vulve avec démangeaisons.

État actuel. — Erosion à la face postérieure de l'anus et plaques papulo-érosives au pourtour. Syphilides érosives à la face interne des petites lèvres. Ulcération grisâtre de la grandeur d'une pièce de 2 francs, superficielle, reposant sur des tissus indurés, occupant la fourchette et s'arrêtant à l'entrée du vagin. Cette ulcération est recouverte d'une fausse membrane. On en trouve une autre plus petite offrant le même aspect, à gauche de l'urèthre. Pas de pus à l'urèthre.

Au toucher, on sent que l'orifice du col est entr'ouvert. Adéno-lymphite double.

Au spéculum, on aperçoit les érosions folliculaires et l'écoulement muco-glutineux de la métrite.

Dans les culs-de-sac latéraux, il existe quatre à cinq petites plaques saillantes, d'une grandeur variant d'une tête d'épingle à une lentille, arrondies et tranchant par leur teinte grisâtre sur la coloration normale des parois vaginales. On trouve également deux ou trois petites plaques analogues sur la lèvre antérieure du col.

Adénopathie inguinale double. Pas d'alopécie. Cicatrices et taches rouges sur la main et l'avant-bras droit. Adénite cervicale latérale droite.

2 *août*. — Même état.

9 *août*. — Les syphilides ulcéreuses vulvaires sont améliorées et presque cicatrisées. Les syphilides vaginales disparaissent, il y en a encore deux dans le cul-de-sac latéral droit.

16 *août*. — Sortie. La malade n'est pas guérie et est dans le même état que le 2 août.

Diagnostic. — Métrite. Syphilides vulvaires ulcéro-membraneuses. Syphilides vaginales.

Traitement. — Liqueur de Van Swieten. Bains de sublimé avec canule vaginale. Applications de vinaigre de Pennès sur les syphilides vulvaires.

III. — *Syphilide ulcéreuse*.

La forme ulcéreuse est très rare, elle est caractérisée par la destruction d'une partie du derme muqueux. Elle est considérée comme une lésion tardive. Les ulcérations ont une forme arrondie, leurs bords sont nettement arrêtés, abrupts ou relevés en crête ; leur fond est uni, ou inégal et rugueux, et leur sécrétion est franchement purulente. Elles ne dépassent guère le volume d'une pièce de 50 centimes.

Dans l'observation suivante, l'ulcération s'est montrée vers la sixième semaine, après l'infection probable ; elle coïncidait avec d'autres manifestations ulcéreuses et a disparu, par le traitement, au bout de dix-sept jours.

Observation VIII

Céline D..., âgée de 17 ans, entre le 3 février 1880, à la salle Saint-Louis, lit n° 34, service de M. Martineau.

Antécédents. — Réglée à 13 ans : règles faciles, régulières. Déflorée à 16 ans. La maladie a débuté par des « boutons » apparus depuis huit jours. Elle a quitté son amant depuis trois semaines et ce dernier avait depuis une quinzaine de jours un « bouton » à la verge, bouton qui n'était pas encore guéri au moment de la séparation.

État local. — A la face interne de la cuisse droite, en avant du pli génito-crural, ulcération longue de trois centimètres environ, à bords rouges et à fond jaunâtre. A la face interne de la cuisse gauche deux ou trois petites papules et une plaque d'intertrigo.

Sur la grande lèvre droite on trouve des boutons d'acné en voie d'ulcération : sur la grande lèvre gauche, des plaques hypertrophiques ulcérées.

Pas de pus à l'urèthre, ni dans les glandes vulvo-vaginales.

Plaque ulcéreuse de chaque côté de l'anus ; ulcération en avant, longue de 1 à 2 centimètres et large de 6 à 7 millimètres.

Au spéculum, on aperçoit sur la partie antérieure du

segment postérieur du vagin une ulcération, large comme une pièce de 50 centimes, à bords rouges, tranchant sur la couleur rosée du vagin, et à fond jaunâtre. Dans le segment antérieur du vagin, on voit des syphilides érosives, rouges sur la face antérieure et grisâtres sur la face postérieure. Sur la lèvre postérieure du col apparaissent deux on trois petites syphilides érosives, arrondies, d'une couleur blanchâtre.

Adénopathie inguinale double. Pas d'alopécie. Pas d'éruption cutanée. Adénopathie cervicale gauche.

Diagnostic. — Syphilides acnéiques et syphilides *vaginales.*

Traitement. — Bains de sublimé et liqueur de Van Swieten. Injections vaginales au chloral.

13 *février.* — Les plaques des grandes lèvres, de la marge de l'anus sont en voie de guérison.

20 *février.* — Les syphilides vaginales sont disparues ; tache rouge à la place de l'ulcération. Les syphilides du col existent encore.

27 *février.* — Les plaques des organes génitaux externes ont disparu ; il n'y a plus rien dans la vagin ni sur l'utérus.

1er *mars.* — Exeat.

CHAPITRE III

DIAGNOSTIC

En général, les syphilides vaginales possèdent un certain nombre de caractères nettement accusés et presque spéciaux, qui permettent d'en établir facilement le diagnostic. Quelquefois ces caractères manquent ou ne sont pas assez tranchés pour que la nature de la lésion puisse être reconnue. Alors, après avoir acquis le droit de diagnostiquer la syphilis constitutionnelle « en se fondant sur les commémoratifs et les symptômes recueillis par un examen minutieux de toutes les fonctions, et convertis en signes par un raisonnement médical, si on se trouve en présence d'un accident local de nature douteuse, on a de fortes raisons pour le qualifier de syphilitique. On conclut de la diathèse à la nature de l'accident en litige (1). »

Nous allons maintenant examiner les lésions avec lesquelles on pourrait confondre chaque forme de syphilides.

I. — *Syphilide érosive*

La syphilide érosive pourrait être confondue avec : la vaginite ulcéreuse, l'herpès, le chancre simple et le chancre induré.

1. Spillmann. *Des syphilides vulvaires*. Thèse de Paris, 1869.

I. — Dans la vaginite, on rencontre quelquefois des érosions superficielles, qu'il est facile de distinguer des syphilides érosives, d'abord par les conditions étiologiques sous l'influence desquelles la vaginite se développe, par la douleur, l'état franchement aigu de la maladie, et surtout par les commémoratifs. En effet, si l'existence de la syphilis constitutionnelle ne suffit pas pour nous autoriser à considérer tel accident comme une syphilide, du moins l'absence de tout antécédent de vérole est concluante contre la nature syphilitique dans les cas douteux.

Mais il est d'autres caractères ; les érosions de la vaginite sont en général très superficielles, accompagnées de phénomènes inflammatoires très accusés, qui n'existent pas avec les accidents secondaires du vagin ou qui en sont indépendants. La vaginite ulcéreuse est caractérisée par une rougeur souvent généralisée du vagin, une suppuration abondante, un endolorissement souvent excessif de la région.

Les syphilides érosives ne pourraient être confondues avec les exulcérations de cette forme rare de vaginite, qu'on a désignée sous le nom de vaginite exfoliante (1). Dans cette dernière, la couche épithéliale du vagin peut être détachée par plaques plus ou moins étendues quelquefois même en forme de sac ou de cylindre représentant une partie plus ou moins considérable de l'épithélium vaginal. »

2° *Herpès.* — L'herpès du vagin peut se montrer sous la forme de petites érosions superficielles et le diagnostic avec les syphilides vaginales présente certaines difficultés. Les caractères suivants serviront à l'établir :

1. Farre. *Archives of medicin*, année 1858.

I. — Les érosions herpétiques ont un caractère prurigineux, produisant une ardeur, un « feu » local et s'accompagnent de phénomènes inflammatoires. Les syphilides vaginales sont indolentes et ne déterminent pas de vaginite.

II. — Les érosions herpétiques sont nombreuses, régulièrement arrondies et se réunissent souvent pour former de petites nappes érosives. Ces dernières ont un caractère important, sur lequel M. Fournier a appelé l'attention (1). « Leur pourtour n'est pas constitué par une ligne plus ou moins régulièrement circulaire, mais bien par une *série de petits segments de circonférence,* ce qui tient à ce que la plaie totale résulte de la fusion de plusieurs petites plaies circulaires. Cette disposition est pathognomonique pour l'herpès. » — Les syphilides vaginales sont ordinairement peu nombreuses, isolées et de forme irrégulière.

III. — On peut trouver à côté des érosions herpétiques des vésicules à peine rompues ou encore intactes. « De plus, l'herpès du vagin s'accompagne ordinairement d'herpès vulvaire (2). »

IV. — En interrogeant la malade, on apprendra souvent qu'elle a eu des herpès menstruels répétés. « Il est rare que l'herpès ne se produise que pour une fois et d'une façon purement accidentelle. Le plus souvent, il constitue une affection chronique, une véritable diathèse à poussées multiples » (Fournier).

V. — L'évolution servira également à confirmer le diag-

1. Fournier. Article Chancres simples du *Dictionnaire de médecine et de chirurgie pratiques.*

2. Guibout. *Maladies de la peau.*

nostic. Les érosions herpétiques mettent plus de temps à disparaître que les syphilides érosives.

Dans son mémoire sur l'herpès récidivant des parties génitales, Doyon (1) signale comme cause de cette maladie, l'existence de plaques muqueuses sur ces régions, le contact du pus ou de la matière sécrétée par les plaques muqueuses déterminant une inflammation spéciale qui se traduit par l'éruption herpétique. Dans ce cas, le diagnostic est très difficile et c'est en recherchant soigneusement les caractères que nous venons de donner, qu'on pourra l'établir.

3° *Chancre simple.* — « Le chancre simple, au début, peut se présenter sous la forme d'une exulcération superficielle, qui effleure le derme plutôt qu'elle ne l'entame. Il ne présente plus ici conséquemment ni fond déprimé, ni bords taillés à pic ; il consiste simplement en une plaie grisâtre, plate, de niveau avec les parties voisines, circulaire en général et limitée presque toujours à une partie étendue » (Fournier) (2). Cette forme assez rare, n'est que transitoire et le chancre ne tarde pas à s'étendre en largeur et en profondeur et à prendre le caractère ulcéreux. De plus, le chancre simple se montre ordinairement dans la partie inférieure du vagin tandis que les syphilides ont pour siège habituel le segment supérieur.

4° *Chancre infectant du vagin.* — Le chancre infectant du vagin est très rare ; jusqu'alors on n'avait signalé que

1. Doyon. *De l'herpès récidivant des parties génitales.* Paris 1868.

2. Article « chancre simple » du *Nouveau Dictionnaire de médecine et de chirurgie pratiques.*

des cas douteux. M. Martineau en a publié (1) récemment deux observations, recueillies par M. Binet, interne du service. Nous emprunterons à ce savant maître, la première de ces observations, dans laquelle des syphilides vaginales furent aussi constatées.

Observation (publiée).

Marie M...., âgée de 18 ans, entre à la salle Saint-Louis, n° 35, le 14 septembre 1881. Elle a déjà été traitée dans le service pour une métrite chlorotique, il y a un an.

Réglée à 10 ans, déflorée à 17 ans. Pas de grossesses, ni fausses couches. Les règles sont toujours irrégulières; la malade est chloro-anémique.

L'examen des organes génitaux fait constater une inflammation folliculeuse légère sous les plis génito-cruraux, une syphilide érosive de la fosse naviculaire, avec tuméfaction légère de la lèvre droite, qui est plus rouge que l'autre, Adénite inguinale droite multiple.

Au toucher, on trouve l'utérus en antéversion ; méat cervical un peu entr'ouvert, érodé ; adéno-lymphite double vers les culs-de-sac latéraux, sur les côtés de l'utérus. Sur la paroi vaginale droite, à l'union du segment supérieur avec le segment moyen, le doigt perçoit une érosion déprimée, arrondie, nettement circonscrite, non douloureuse.

Au spéculum, le col présente les érosions folliculaires et l'écoulement muco-glutineux de la métrite. L'érosion vaginale se montre avec l'ensemble des caractères objectifs du

1. *France médicale*. Janvier 1881.

chancre induré : fond rouge, luisant, vernissé, non-purulent ; bords légèrement surélevés, se continuant sans ressaut avec le fond de l'érosion et les tissus ambiants, dont la teinte est normale, non taillés à pic, ni décollés. Elle offre la grandeur d'une pièce de 50 centimes, et siège sur la paroi vaginale droite, à peu près au niveau de l'extrémité inférieure du museau de tanche.

L'induration est difficile à percevoir, à cause de la laxité des parois vaginales et de la distance de la lésion de l'anneau vulvaire. Cependant, en promenant lentement le doigt sur la paroi, au niveau de l'érosion, on éprouve en passant sur elle, un léger ressaut et la sensation d'une surface plus rénitente. C'est le procédé que M. Martineau emploie pour constater l'induration du chancre du col, et sur lequel il a insisté dans ses leçons cliniques sur le chancre infectant. D'autre part, en introduisant profondément deux doigts dans le vagin, on arrive à percevoir une induration foliacée, induration que M. Martineau a fait constater aux élèves de la clinique.

Les lymphatiques qui cheminent le long de la paroi du vagin sont assez gros ; ils paraissent partir de l'érosion et se rendre aux ganglions post-pubiens. On trouve également de petits ganglions au niveau du trou obturateur et le long de la branche horizontale du pubis.

Sur le corps, on constate des syphilides papulo-squameuses discrètes, une roséole légère, des taches erythémateuses circulaires, d'un rouge jambonné à la paume des mains et à la plante des pieds, datant d'une quinzaine de jours. Alopécie commençante et adénite cervicale légère à gauche.

Pas de sternalgie ni de tibialgie.

La sérosité du chancre est inoculée à la cuisse ; l'examen ultérieur montre qu'elle reste stérile.

La malade est soumise au traitement mercuriel et tonique.

A la fin du mois, le chancre entre en voie de réparation.

Au premier octobre, il se présente au spéculum (Fergusson) sous l'apparence d'une tache circulaire, violacée, pâle et terne, déprimée en cupule, donnant au doigt une sensation de rénitence plus accusée qu'au début.

Quelques petites syphilides érosives se montrent sur le segment antérieur du vagin.

Les jours suivants, l'épithélium se reforme à la surface du chancre ; les bords s'affaissent de plus en plus ; le centre de la cupule présente une teinte grisâtre.

Les syphilides du vagin sont plus nombreuses, petites, légèrement papuleuses.

L'induration est toujours perceptible.

Les éruptions cutanées, roséoles et syphilides papulo-squameuses s'accentuent et s'étendent.

La malade est courbaturée, peu d'appétit, un peu de fièvre, céphalée.

Le 10 octobre, la teinte violacée du chancre a pâli ; la dépression cupuliforme tend à s'effacer. Les syphilides vaginales deviennent légèrement hypertrophiques et se montrent sous l'aspect de petites papules érodées, grisâtres, de la grandeur d'une graine de colza. M. Martineau prescrit des irrigations vaginales au chloral.

Le 15. — Le chancre n'est presque plus perceptible ;

ne regardant avec attention, on voit encore une petite tache rosée à la place qu'il occupait.

Les syphilides vaginales commencent à s'affaisser.

Les caractères objectifs de l'érosion, sa marche, le processus de réparation, tout concourt à établir nettement le diagnostic du chancre infectant.

Dans l'observation précédente, l'érosion était unique, régulièrement circulaire et ne résultant pas de la confluence d'érosions plus petites. L'induration, bien que difficile à percevoir, était assez nette pour pouvoir affirmer la nature de la lésion.

Les syphilides érosives, qui se sont montrées plus tard, en différaient complétement par leur nombre, leur petitesse, leur forme irrégulière ; sous l'influence du traitement local, elles se sont affaissées et ont disparu complètement au bout de quelques jours.

Dans la deuxième observation de chancre du vagin, publiée par M. Martineau, l'érosion était située sur la colonne postérieure du vagin, immédiatement au delà de l'hymen et présentait l'aspect du chancre induré.

L'induration fortement parcheminée fut facilement constatée.

II. — *Syphilide papuleuse.*

Nous n'insisterons pas sur le diagnostic de la syphilide papuleuse ; la confusion semble impossible dans ce cas. Les granulations de la vaginite granuleuse s'en distinguent facilement. La vaginite granuleuse, désignée par Ricord sous le nom de *psorélytrie*, décrite pas Amédée Deville (1), sans être spéciale aux femmes enceintes, se produit surtout pendant les derniers mois de la grossesse. Elle est caractérisée par une éruption plus ou moins confluente de petites granulations rouges, hémisphériques, du volume d'un demi-grain de millet ou un peu plus grosses, disséminées sur toute la surface de la muqueuse vaginale qui est en même temps baignée par une sécrétion puriforme très abondante. Ces granulations, qui sont produites par des hypertrophies papillaires disparaissent après l'accouchement, comme les végétations diverses qui peuvent survenir aux parties génitales pendant la grossesse.

Ces caractères suffisent pour distinguer les granulations de la vaginite des syphilides papuleuses. D'ailleurs, le traitement local lève tous les doutes : sous son influence, les syphilides s'affaissent et disparaissent rapidement, tandis que les granulations persistent longtemps et sont souvent, surtout chez les femmes enceintes, peu modifiées par les moyens thérapeutiques.

III. — *Syphilide ulcéreuse*

La syphilide ulcéreuse n'a « rien de spécial, rien de pathognomonique » (Fournier). Le diagnostic avec le chancre simple est d'une extrême difficulté. Ces deux lésions sont très rares dans le vagin « plus on remonte vers le col de l'utérus, dit Melchior Robert, moins les chancres des parois

1. A. Deville. *De la vaginite granuleuse* (*Archives générales de médecine* 1844.

vaginales sont fréquents : nous citerons à peine deux ou trois ulcérations d'aspect chancreux dans les régions profondes du canal utéro-vulvaire. »

De plus, le chancre, quand il devient interne, perd tous ses caractères ordinaires. Aussi, dans ces conditions, peut-on éprouver un réel embarras à le distinguer de la syphilide ulcéreuse. Ces deux lésions offrent une telle analogie « une telle identité de caractères qu'il est presque impossible de les différencier autrement que par les données de l'inoculation » (Fournier).

CHAPITRE IV

PRONOSTIC

Les syphilides vaginales sont des lésions très bénignes ; elles disparaissent facilement sous l'influence du traitement et des soins hygiéniques. « Il ne faudrait pas induire de leur apparition parfois tardive à leur gravité. Elles n'en ont aucune ; elles demeurent ignorées de la malade et disparaissent comme elles sont venues sans complications » (Martineau) (1). Mais comme toutes les syphilides muqueuses, elles peuvent récidiver et ceci a une grande importance au point de vue de certaines contagions, qui, sans elles, demeureraient inexplicables. On peut leur appliquer ce que M. le professeur Fournier a dit des syphilides utérines (2). « Il arrive parfois que des femmes syphilitiques, se sachant syphilitiques et s'observant avec le soin le plus minutieux, transmettent leur maladie à leur amant. Elles accourent près de leur médecin, qui les examine et qui, à son grand étonnement, ne trouve rien de pathologique sur elles, rien qui ait pu motiver une contamination. Comment dans tels cas, la contagion s'est-elle exercée ? Il ne saurait le dire, assurément. M'est avis toutefois qu'elle a bien pu dériver d'une syphilide *vaginale* spontanément guérie à l'époque où l'examen a été pratiqué. »

1. *Leçons sur la syphilis secondaire vaginale.*
2. *Leçons sur la syphilis des femmes.*

CHAPITRE V

TRAITEMENT

Moyens prophylactiques. — D'après l'étiologie des syphilides vaginales, il est facile de prévenir et d'empêcher leur apparition. Aussitôt qu'on aura constaté les premières manifestations de la syphilis, on devra astreindre la malade à des soins de propreté minutieux et lui conseiller de faire plusieurs fois par jour des injections vaginales d'eau fraîche. Il faudra surtout défendre les rapprochements sexuels et s'il existe des affections du côté de l'utérus ou du vagin, la première indication sera de leur appliquer le traitement convenable.

Contre les syphilides vaginales, on doit instituer le traitement général de la syphilis (liqueur de Van Swieten) et un traitement local.

Traitement local. — Ce traitement est très simple, il a pour but de nettoyer le vagin et de modifier les surfaces secrétantes. Il consiste en bains de sublimé avec canule vaginale et irrigations vaginales soit au chloral (1), soit à l'hypochlorite de soude (2). Ces irrigations devront être faites plusieurs fois par jour.

1.	Hydrate de chloral	4	grammes.
	Eau distillée	1000	—
2.	Hypochlorite de soude.	100	—
	Eau distillée	1000	—

Il faudra se garder de faire des cautérisations avec des caustiques énergiques tels que chlorure de zinc et nitrate acide de mercure. La cautérisation est inutile; elle prolonge plutôt qu'elle n'abrège la maladie. Bien plus, ces cautérisations peuvent donner lieu à des accidents très graves. Nous trouvons dans la thèse de M. Spillmann (1) l'observation suivante, empruntée à Zambuco (2) :

« M. le docteur Goupil, médecin des hôpitaux de Paris, nous a dit avoir vu un cas de tétanos mortel se déclarer chez une femme, admise à Lourcine, et à la suite de cautérisations fort douloureuses de plaques anales et *vaginales* avec le nitrate acide de mercure. Deux heures après, le tétanos débuta par du trismus, puis survinrent l'emprosthotonos et l'opisthotonos. La malade succomba dans l'espace de huit heures, malgré les opiacés, employés à haute dose. »

1. Spillmann. *Syphilides vulvaires*. Thèse de Paris. 1869.
2. Zambuco. *Affections nerveuses syphilitiques*. Paris. 1862.

Imprimerie A. Derenne, Mayenne. — Paris, boulevard Saint-Michel 52.

www.ingramcontent.com/pod-product-compliance
Ingram Content Group UK Ltd.
Pitfield, Milton Keynes, MK11 3LW, UK
UKHW020453230726
13925UKWH00005B/1908